LONGÉVITÉ HUMAINE
ET
MÉDECINE DOSIMÉTRIQUE

PAR LE
Dr H. BÉCLU
SECRÉTAIRE GÉNÉRAL DE LA SOCIÉTÉ DE THÉRAPEUTIQUE
DOSIMÉTRIQUE DE PARIS

SUIVIE DE

LA MÉTHODE DOSIMÉTRIQUE
appliquée au traitement des maladies des enfants

PAR LE
Dr E. TOUSSAINT.

PARIS
L'INSTITUT DOSIMÉTRIQUE
54, RUE DES FRANCS-BOURGEOIS, 54
1890

PHARMACIE DOSIMÉTRIQUE.

La pharmacie dosimétrique repose sur les progrès de la chimie moderne : elle se compose de préparations parfaitement connues, tirées du règne animal, végétal et minéral et des corps intermédiaires tels que les métalloïdes, l'iode et le brome. Elle se sert des principes simples, rarement des substances composées.

Les médicaments dosimétriques se présentent sous la forme de petits granules solubles et dosés au demi-milligramme, au milligramme ou au centigramme, suivant l'énergie des substances employées.

Les médicaments dosimétriques les plus usités sont :

1° les *incitants vitaux :* strychnine et ses sels, brucine;

2° les *défervescents :* aconitine, vératrine, quinine, etc.;

3° les *calmants narcotiques :* morphine, codéine, narcéine, cicutine, atropine, hyosciamine, daturine, etc.;

4° les *anesthésiques :* chloral boraté, croton-chloral, etc.;

5° les *toniques* de l'estomac : quassine, ou de l'intestin : jalapine, colocynthine, etc.;

6° les *expectorants :* émétine, scillitine, kermès, etc.;

7° les *reconstituants :* arséniates, préparations de fer et d'iode;

8° les *purgatifs :* podophyllin, bryonine, Sedlitz Chanteaud;

9° les *antiparasitaires :* acide salicylique et ses sels, sulfure de calcium;

10° les *vermifuges :* santonine, kousséine;

Etc., etc.

Nota. — *Les médicaments dosimétriques sont délivrés dans les pharmacies, seulement sur prescription du médecin,* par tubes de 20 granules, portant la signature du Dr Burggraeve, comme garantie contre la fraude et les contrefaçons.

FABRIQUE ET VENTE EN GROS :

CH. CHANTEAUD, PHARMACIEN,

54, RUE DES FRANCS-BOURGEOIS.

Se méfier des contrefaçons.

LONGÉVITÉ HUMAINE

ET

MÉDECINE DOSIMÉTRIQUE

PAR LE

Dr H. BÉCLU

Secrétaire général de la Société de Thérapeutique dosimétrique de Paris

SUIVIE DE

LA MÉTHODE DOSIMÉTRIQUE

APPLIQUÉE AU TRAITEMENT DES MALADIES DES ENFANTS

PAR LE

Dr E. TOUSSAINT.

PARIS

A L'INSTITUT DOSIMÉTRIQUE

Rue des Francs-Bourgeois, 54

1890

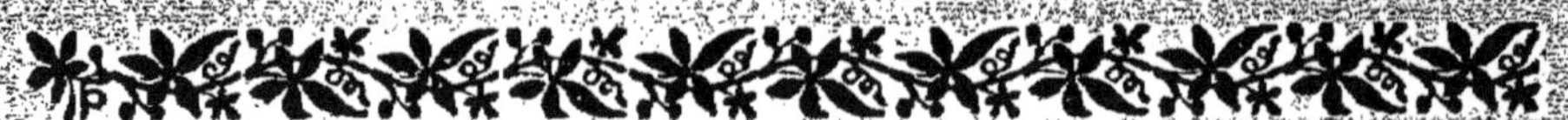

A MONSIEUR CHARLES CHANTEAUD

Chevalier de Charles III,
Commandeur d'Isabelle la Catholique,
Commandeur de l'ordre du Christ de Portugal,
Pharmacien de première classe à Paris, seul préparateur des médicaments dosimétriques.

CHER MONSIEUR CHANTEAUD,

Je n'éprouve aucun embarras à vous dédier plus particulièrement ce modeste travail, à vous, mon cher ami, que je connais depuis longues années déjà, et que j'ai vu si puissamment contribuer au succès de l'œuvre dosimétrique.

En adoptant les médicaments du professeur Burggraeve et en apportant un soin si jaloux à leur parfaite préparation, vous vous êtes fait le plus grand vulgarisateur de la doctrine du maître, doctrine si vraie, si belle, si estimée d'un grand nombre de savants et de médecins, mais qui peut-être fût restée lettre morte, si elle n'avait pas dû s'appuyer sur des moyens d'action aussi perfectionnés que les vôtres.

En créant la pharmacie dosimétrique, en livrant

sous une forme agréable, les alcaloïdes et autres médicaments de valeur qui n'existaient pour ainsi dire pas, vous avez permis la cure d'un grand nombre de maladies jusqu'alors réputées incurables, et vous avez mis au pouvoir des médecins des armes de précision incomparables qui leur ont permis de pratiquer la jugulation des maladies aiguës, jugulation qui fait, pour ainsi dire, la base de la doctrine du professeur de Gand.

C'est là un immense bienfait que médecins et malades ne sont pas près d'oublier, je vous l'assure.

Mais, fait non moins important, c'est que par votre initiative et vos travaux vous avez singulièrement contribué à l'agrandissement et à l'épuration du matériel thérapeutique et que vous avez ainsi largement ouvert la voie au brillant avenir réservé à la thérapeutique moderne.

A ce titre vous avez bien mérité de la science et de tous.

Je suis heureux d'avoir à vous faire cet éloge et surtout de pouvoir le faire publiquement.

Agréez, etc. Dr BÉCLU.

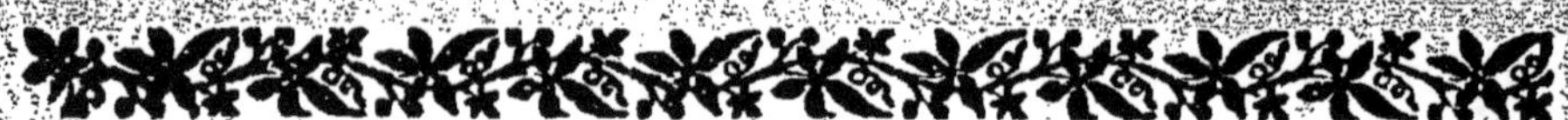

LONGÉVITÉ HUMAINE

ET

MÉDECINE DOSIMÉTRIQUE

PREMIÈRE PARTIE.

CHAPITRE I.

Les gens du monde et la lutte pour la vie.

Luxe et plaisirs : surmènement de l'esprit et du corps. — Peine et misère. — Le trouble de nutrition. — Le chemin des fleurs et les sombres abîmes. — La vie est un sport : ses victimes.

La vie est une lutte continuelle contre les défaillances, les fatigues, les maladies. Et pourtant l'homme depuis sa naissance n'est conduit dans sa course que par un désir, celui de vivre et de retarder le plus possible l'échéance, le jour auquel il doit rentrer dans l'infini.

Mais le moyen d'y parvenir : tel est l'éternel problème.

Les hommes qui cherchent dans la sobriété bien

comprise et dans les exercices physiques l'hygiène du corps et le repos de l'esprit nous semblent engagés dans la voie la meilleure. Ce sont les sages ou les heureux de la vie qui, le plus souvent, s'ils n'ont point de tare héréditaire ou constitutionnelle et même malgré cela, peuvent parcourir une longue et utile carrière, et arriver au terme de leur existence sans avoir jamais connu les déboires ou les amertumes des drogues sans nombre que sous des noms divers et plus ou moins pompeux on sert si généreusement à leurs contemporains.

Il s'agit moins de vivre en effet que de bien vivre, c'est-à-dire exempt de maladies ou d'infirmités, en un mot vaillant de corps et valide d'esprit.

Mais ces hommes risquent fort de passer pour arriérés, capables de figurer au musée des antiques, indignes, dans tous les cas, de vivre à une époque dont la devise est toute entière dans ces mots : *Struggle for live*. Ceux-là donc, au contraire, sont dans le mouvement qui veulent croire à la toute puissance du bien-être et à l'influence aimable de la jouissance sur la santé du corps et de l'esprit. Ils entrent vaillamment dans la lice sous cette égide, mais sans voir pourtant hélas! que cette voie toute parsemée de fleurs est courte et mène trop vite sur le chemin banal où pêle-mêle se rencontrent et se heurtent tous ceux en effet qui luttent pour l'existence, mais qui n'ont pas eu le droit de choisir.

Lutte également terrible pour tous alors dans ce cas. Pour les uns, avec le luxe et les plaisirs le surménement de l'esprit et du corps, pour les autres la peine et la misère, pour tous le trouble de nutrition, le trouble de nutrition préalable qui ouvre si grand les portes aux maladies redoutables qui emportent en quelques jours sinon en quelques heures, ou qui fait de la vie une longue chaîne de douleurs.

Quelques-uns plus sages, effrayés, reviennent bientôt sur leurs pas et finissent par retrouver le droit chemin. Mais la plupart entraînés par le flot s'engagent de plus en plus dans cette voie pourtant difficile et qui toujours mène prématurément aux sombres abîmes où règne l'éternel oubli.

Après eux d'autres viennent encore, qui suivent les mêmes errements sans plus de souci pour eux-mêmes non plus que pour leurs descendants. La vie, pour eux, est un sport dans lequel il faut arriver bon premier, coûte que coûte. Le plus grand nombre se lancent dans la piste sans y être préparés, sans être entraînés, sans avoir, en un mot, le sang nécessaire.

Aussi, que de victimes !

Dans ces conditions, et au milieu des préoccupations incessantes qui les assiègent, peu de gens se demandent : Qu'est-ce que la vie, la vie qu'ils gaspillent et compromettent si facilement ?

CHAPITRE II.

La vie.

Mouvements vitaux et rouages de la machine physique. — La médecine dosimétrique : médicament vital et médicament organique. — L'homme, organes et cellules. — Phénomènes de l'animation. — Métamorphoses globulaires. Vie physiologique et maladie. Lumière, calorique, électricité. — Contenu des vaisseaux sanguins. — Nutrition cellulaire.

La vie, a dit notre éminent maître, le professeur Burggraeve, dans son immortel livre sur Hippocrate, est un souffle divin qui anime le corps et lui fait accomplir les actes qui constituent son existence propre. Ce mouvement une fois arrêté, le corps se décompose pour rendre à l'air et à la terre les éléments qu'il leur a empruntés.

Il y a donc deux choses en nous que nous devons savoir apprécier : les mouvements du corps vivant et les rouages de la machine physique. Les mouvements vitaux, savons-nous toujours les interpréter fidèlement? Parfois, il est vrai, il suffit de souffler sur l'étincelle prête à s'éteindre pour en ranimer la flamme. C'est ce que nous faisons communément en médecine dosimétrique alors que dans certaines maladies qui au début ne reconnaissent pour cause que des altérations de propriétés vitales, nous savons mettre en œuvre certains médicaments (incitants vitaux : strychnine, brucine et défervescents, aconitine, digitaline, vératrine, etc.) capables de provoquer les mouvements vitaux.

Mais que de fois nous sommes arrêtés devant le mystère de la vie. Et puis la maladie est-elle toujours dans la fonction avant d'être dans l'organe? Il serait téméraire, pensons-nous, de l'affirmer dans certaines maladies aiguës, à plus forte raison dans les maladies de forme chronique où le mal, qu'il soit apparent ou non, est fait et que : *Quod factum, infactum fieri nequit.*

C'est donc aux tissus parfois qu'il faut s'adresser quand il s'agit de rétablir l'équilibre fonctionnel. Et pour cela que faut-il? Rendre aux tissus malades les éléments normaux qui leur manquent.

Avec les alcaloïdes, il nous est facile pour peu que nous restions fidèles aux lois de l'école dosimétrique, de calmer ce qu'il y a d'excessif, d'insuffisant ou de désordonné dans les mouvements vitaux, mais nous devons en même temps suivre les mouvements de composition et de décomposition du corps humain.

Voilà pourquoi nous devons poursuivre sans relâche l'étude de l'organisation dans sa forme première.

Il n'est pas indifférent de rechercher et de connaître si le mystère de la vie se passe dans la cellule, dans la fibre ou dans l'organe.

L'homme n'est pas ce qu'il croît être, dans son orgueil. Fier des apparences de sa force, il se proclame le roi de la création, mais tout comme ses humbles sujets, il est composé d'organes, lesquels organes ne sont eux-mêmes qu'un résumé de cellules, cellules qu'on retrouve dans les organismes les plus rudimentaires, oh honte! comme dans les êtres les plus perfectionnés. Mais ce n'est pas tout encore, car la cellule elle-même est composée de différentes parties qui sont : le noyau, le nucléole, le contenu et la membrane d'enveloppe, et il faut la présence de toutes ces parties pour que le nom de cellule vivante soit légitime.

Aussi le mot cellule quelquefois dit trop, et avec Küss on peut, suivant le besoin, adopter le mot globule.

C'est dans les masses globulaires, en effet, que se passent les phénomènes de l'animation. C'est là qu'est la vie. La vie qui à première vue semble devoir être une chose durable et qui pourtant ne peut consister que dans une série de transformations, au point qu'on peut dire : que plus la forme est éphémère, plus il y a de vie et que moins les changements sont actifs et moins la vitalité est prononcée.

Quand les métamorphoses des élémen[illegible]laires sont régulières, la vie est physiologique, dans le cas contraire, c'est la maladie.

Mais ces métamorphoses ne se font pas toutes seules. Elles ont besoin d'excitants, comme le calorique, la lumière, l'électricité, etc.

La nutrition, par exemple, se fait parce que les globules attirent ou repoussent à volonté certaines substances, sous l'influence d'excitants, à la condition d'être réellement globulaires, et les cellules épithéliales conquièrent cette forme à l'aide des sucs dits digestifs.

Le contenu des vaisseaux sanguins résume tout ce qui peut former l'organisme, et quand le globule sanguin arrive oxygéné au contact des autres globules nous voyons ces derniers se comporter chacun à sa manière, prendre et s'approprier telle ou telle matière, celui-ci les corps gras, celui-là l'albumine, l'eau, etc., selon son individualité ou son âge, mais en même temps s'emparer des sels inorganiques sans lesquels il ne saurait exister, puisque si les substances organiques servent à former la base des cellules, les sels déterminent absolument le genre de cellules.

En un mot, la cellule a ses constituants et ses composants. Ceux-ci sont les régulateurs des premiers, et si nous ne craignions pas de soutenir ici une thèse trop osée, nous dirions que ces derniers seuls sont capables de régulariser les mouvements de la vie, c'est-à-dire la nutrition ou fonction de la cellule qui est la vie toute entière.

CHAPITRE III.

L'homme organisé.

Rôle du tube digestif. — Aliments : substances d'origine organique et d'origine inorganique. — Le chlorure de sodium ou sel de cuisine. — Assolement organique et les médicaments dosimétriques dans les maladies.

Si de la théorie cellulaire nous passons à l'étude de l'homme organisé, nous nous trouvons immédiatement, au point de vue de la nutrition, en présence de deux grands phénomènes physiologiques importants, à savoir : les pertes incessantes de l'économie et la réparation de ces pertes.

Parmi les moyens à l'aide desquels s'accomplit cette réparation, il faut placer en première ligne : les aliments.

Le tube digestif est le grand laboratoire chargé de transformer les matières empruntées à l'extérieur, de manière à les rendre aptes à passer dans l'économie, à être absorbées et portées dans le torrent de la circulation pour renouveler nos organes et en entretenir les fonctions.

Parmi les substances alimentaires destinées à réparer les pertes incessantes de l'économie, les unes sont d'origine organique (végétale ou animale), les autres d'origine inorganique. Ces dernières qu'on ne trouve dans les aliments qu'en très petite quantité ou qui manquent absolument, sont cependant indispensables à la nutrition, car un aliment pour être complet doit contenir tous les éléments qui font partie de nos tissus.

Il faut donc qu'outre leurs principes organiques, les matières animales et végétales que nous consommons renferment les divers produits minéraux qui s'y rencontrent; tels sont les sels alcalins ou alcalino-terreux, le soufre, le fer, tous les éléments nécessaires à chaque cellule de nos organes.

Le chlorure de sodium a été de tout temps reconnu indispensable à l'économie. Des accidents graves ont pu même être la suite de sa suppression.

Il entre, en effet, dans la composition de presque toutes les parties de l'organisme et il est spécialement indispensable à la constitution du sérum sanguin et des cartilages ; de plus, il favorise le travail intime de la nutrition des tissus. Il concourt à la formation de la bile, du suc pancréatique, du suc gastrique. Mais, en réalité, si le sel commun est indispensable dans les aliments, les autres sels faisant partie de notre organisme ne sont pas moins utiles et l'on ne se doute pas assez, généralement, que leur absence dans les aliments, bien qu'ils paraissent moins immédiatement nécessaires, peut amener dans un avenir plus ou moins éloigné, des désordres non moins graves que ceux occasionnés par le manque de chlorure de sodium.

Aussi, en maintes circonstances, faut-il y parer. Voilà pourquoi la dosimétrie, à côté du médicament vital (alcaloïde) a voulu placer le médicament que nous dirons, organique. C'est ainsi que sous le titre d'*Assolement organique*, elle prescrit journellement les arséniates, les phosphates de fer, de chaux, les hypophosphites de strychnine, de soude, etc., le sulfure de calcium, médicaments vraiment organiques.

Là encore, la médecine dosimétrique affirme sa toute puissance. Nous avons vu avec quelle force elle commande à la fonction, ici elle commande à l'organe, ne voulant rien laisser au hasard des médications empiriques ou incertaines.

Et de fait, en rendant aux tissus malades les éléments constitutifs primordiaux qui leur manquent, elle crée, pour ainsi dire, une nouvelle vie ou en favorise le développement en arrêtant la déchéance de l'organisme.

L'assolement organique peut être fait d'une façon curative ou d'une façon préventive.

Il doit être dans tous les cas institué de bonne heure. C'est l'engrais qui fait prospérer la plante humaine. C'est un moyen de régénération, dans tous les cas, et de préservation dans les maladies. Car la cellule physiologique est celle qui se trouve en possession de tous les éléments, c'est la cellule vraiment en action qui résiste à toute infection microbienne ou autre.

A la rigueur, les sels minéraux que nous prenons dans les aliments pourraient nous suffire, mais trop souvent ils manquent par suite de la cuisson, du choix ou de la mauvaise préparation des aliments.

Le chlorure de sodium lui-même fait souvent défaut. Beaucoup de personnes s'en privent volontairement, d'où les maladies de lymphatisme. Il est difficile de l'administrer comme moyen thérapeutique à cause de son amertume et aussi parce qu'il provoque la soif.

Le professeur Burggraeve a pensé pouvoir remplacer ce sel si bienfaisant et si nécessaire à la vie en mettant à la disposition du public une préparation sûre et commode, n'astreignant le corps à aucune sujétion et propre à prévenir la plus grande partie des maladies.

Nous voulons parler du sedlitz Charles Chanteaud, qui est également un sel retiré de la mer mais qui possède des qualités spéciales. C'est évidemment une spécialité, mais nous craignons d'autant moins d'en parler ici que le sedlitz granulé est, pour ainsi dire, la base indispensable, nécessaire de tout traitement dosimétrique, et qu'il ne saurait être remplacé par aucune autre préparation similaire ou analogue.

CHAPITRE IV.

Assolement préventif.

Le sedlitz Charles Chanteaud. — Son rôle comme purgatif ou agent d'exonération. — Rafraîchissant du sang. — Tonique des nerfs. — Moyen de préservation de maladie et de longévité humaine.

Nous n'avons pas ici à célébrer les louanges de cette préparation qu'on trouve aujourd'hui partout, que les médecins prescrivent journellement, qu'on trouve dans tous les intérieurs un peu organisés et au chevet de tous les malades. Nous dirons seulement que le public et il faut bien l'avouer, certains médecins, ne veulent voir dans cette belle préparation qu'un médicament purgatif ou tout simplement un agent d'exonération. C'est un tort, car là ne se borne pas son rôle, comme nous le verrons tout à l'heure.

Certes, à ce titre de purgatif et de laxatif il rend incontestablement les plus grands services dans les maladies d'échauffement, comme on dit, dans l'embarras gastrique, par exemple, dans la constipation, la diarrhée, certaines dyspepsies, dans les maladies aiguës, pour faciliter les déjections alvines où toutes ces matières qui ayant fermenté dans le corps (ptomaïnes, leucomaïnes, etc.) tuent ou empoisonnent, mais aussi pour faciliter l'absorption des médicaments (alcaloïdes ou autres).

Sous ce rapport il est le meilleur des purgatifs; et comme laxatif il n'a pas les inconvénients de toutes ces pilules dites « de santé » qui sont à base d'aloès, de scamonnée, de jalap, de coloquinte, de gomme-gutte, substances drastiques qui ne rafraîchissent pas le corps et qui à la longue ne font qu'irriter le canal intestinal et rendent la constipation, notamment, des plus rebelle.

Mais on doit également, suivant nous, le considérer comme un moyen d'assolement préventif.

Le sedlitz Charles Chanteaud pris à la dose journalière d'une faible quantité, une cuillerée à café dissoute dans un demi-verre ou dans un verre d'eau, par exemple, a cette propriété d'assainir et de conserver nos tissus, puisque sans le sel tout est décomposition, putréfaction. Il convient si bien, du reste, à l'économie, que les personnes qui ont contracté l'habitude de le prendre, l'absorbent avec délices, et s'en trouvent bien pour leur santé.

Il agit alors à la manière de certaines eaux minérales qui ne doivent leurs vertus qu'aux sels neutres et principalement au chlorure de sodium et au sulfate de magnésie qu'elles contiennent.

L'eau ordinaire, qui du reste est un aliment,

pour être potable doit contenir une certaine quantité de ces sels. Elle pourrait, elle aussi, suffire à l'assolement organique, s'il n'en fallait pas tant boire.

Elle est dans tous les cas, avec le sel Chanteaud, un moyen sûr de renouveler notre eau, c'est-à-dire nos liquides nutritifs.

Nous avons vu en commençant ce travail ce que nous devions penser des gens sobres : *rari nantes in gurgite vasto*. La tempérance n'est pas positivement une vertu de notre époque, et trop de gens ne dépensent pas suffisamment et restent trop propriétaires des bien acquis.

Il faut donc chez eux précipiter les rouages de la machine humaine et par conséquent activer, sans secousses pourtant, la résorption des tissus morbides, ne fut-ce que molécule par molécule.

Ceci s'adresse également aux rhumatisants, aux goutteux, aux obèses, car pour ces derniers si l'organisme est chargé de graisse, il l'est comme dans le diabète de sucre et dans la diathèse urique d'acide urique, et la cause de cette surcharge est chez eux l'insuffisance des combustions.

Il leur faut leur verre de sel le matin parce que le sedlitz augmente la rutilance du sang en favorisant sa décarbonisation. En même temps, les matériaux albuminoïdes sont dissous et conservent ainsi au sang sa fluidité et sa richesse.

Un sang riche en sels est moins aqueux, plus dense et expose moins aux infiltrations.

Qui dit bon sang d'ailleurs, dit bons muscles, c'est-à-dire la force.

En réalité, le sedlitz Chanteaud pris comme moyen d'assolement journalier aide à la rénovation du sang, qui doit être un fleuve de vie où viennent s'abreuver et se renouveler nos cellules.

Il fortifie en même temps notre système nerveux, ce qui n'est pas sans valeur par ces temps de lutte à outrance où nous devons être forts moralement et physiquement.

La vie civilisée est pleine d'excitations morales et physiques, que ne balancent point l'action du corps, les conditions hygiéniques du travail, la salubrité du régime et des demeures ; pour rétablir l'équilibre, il est nécessaire de stimuler, dans une juste mesure, l'activité organique sans en accroître la dangereuse excitation.

La dosimétrie est pour nous une sauvegarde inespérée dans les maladies aiguës autrefois promptement mortelles, sachons mieux encore maintenir le jeu régulier de nos organes, pour les éviter.

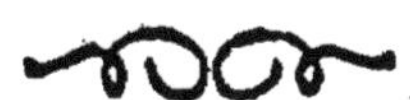

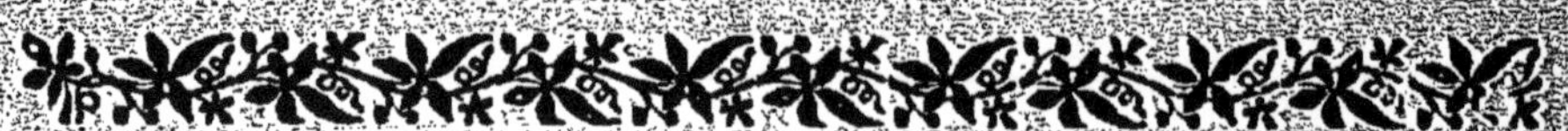

DEUXIÈME PARTIE

LA MÉDECINE DOSIMÉTRIQUE

OU

NOUVELLE MÉTHODE DE THÉRAPEUTIQUE DU DOCTEUR BURGGRAEVE

Professeur honoraire de l'Université et Chirurgien principal honoraire de l'hôpital civil de Gand.

Ceux qui connaissent et pratiquent la dosimétrie reconnaîtront facilement au milieu des considérations qui précèdent, les grandes lignes de la doctrine burggraevienne. Mais si aujourd'hui la médecine dosimétrique est très appréciée par un grand nombre de médecins et par le public intelligent, il faut bien convenir qu'elle est encore profondément ignorée dans certains milieux et que d'autre part, si beaucoup de médecins prescrivent à leurs malades des médicaments dosimétriques, peu d'entre eux pratiquent la dosimétrie suivant la doctrine du maître.

L'œuvre scientifique du professeur Burggraeve est aujourd'hui considérable, il faut bien en convenir. Mais ce n'est pas là une excuse, même pour les jeunes générations de médecins, si là est la vérité thérapeutique et la sauvegarde des malades.

Les lois thérapeutiques formulées par le professeur Burggraeve sont d'ailleurs fort simples; nous allons tâcher de les résumer en quelques mots.

LOIS FONDAMENTALES DE LA DOSIMÉTRIE.

Aux maladies aiguës, un traitement aigu.
Aux maladies chroniques, un traitement chronique.

La médecine dosimétrique repose essentiellement sur la jugulation de la fièvre par laquelle débutent toutes les maladies aiguës; c'est une thérapeutique raisonnée, c'est-à-dire qu'elle tient compte des causes des maladies afin de parer à leurs effets; or, ces effets, comme nous l'avons vu déjà, sont dynamiques ou organiques. La dosimétrie représente donc également le vitalisme et l'organicisme, mais elle a surtout pour but bien marqué de prévenir les lésions anatomo-pathologiques, parce que ces dernières, une fois établies, sont plus difficiles à guérir.

La médecine dosimétrique est une méthode de traitement à la fois commode, agréable et sûre qui consiste essentiellement dans l'usage, à l'état de pureté, de principes médicamenteux simples exactement dosés et rationnellement appliqués à la nature et à l'intensité des maladies. Les médicaments sont administrés sous forme de granules, que les enfants et les personnes les plus difficiles prennent sans la moindre répugnance. Ils sont doués, malgré cela, d'une activité très grande et de l'heureuse association des médicaments granulés peut naître une thérapeutique on ne peut plus puissante qui fait qu'on peut se passer désormais de toutes ces préparations compliquées, de tous ces mélanges de drogues de saveur repoussante, respectés par les formulaires, mais qui, aujourd'hui, en face des progrès de la science moderne, n'ont plus en réalité de raison d'être.

Aux maladies aiguës la dosimétrie oppose un traitement aigu. Aux maladies chroniques un traitement chronique.

1° *Aux maladies aiguës, un traitement aigu.* —

C'est-à-dire que le traitement doit marcher aussi vite que le mal, afin d'empêcher les désordres organiques.

De là, nécessité d'administrer les principes immédiats simples, tels que les alcaloïdes, à doses fractionnées — 1 milligramme, 1/2 milligramme, 1 centigramme — à des intervalles rapprochés : tous les quarts ou demi-heures, jusqu'à effet thérapeutique, c'est-à-dire jusqu'à ce que les symptômes primordiaux tels que la fièvre et les accidents nerveux, soient tombés.

Ainsi sont jugulées le plus souvent les maladies fébriles les plus graves, ainsi que les congestions, inflammations, etc.

2° *Aux maladies chroniques, un traitement chronique.* — On ne jugule pas une maladie chronique, cela va sans dire. Ici le mal est fait et date de longtemps.

Les maladies chroniques peuvent être primitives, mais elles ne sont que trop souvent le reste de maladies aiguës qui n'ont été qu'imparfaitement combattues.

Ici, comme ailleurs, la dosimétrie s'attaque à la cause, autant que faire se peut. Elle combat en même temps les symptômes. Elle donne tantôt les névro-sthéniques, tantôt les calmants, mais où elle affirme sa toute-puissance, c'est dans l'assolement organique dont nous avons parlé ; aux tissus malades, elle oppose le médicament organique. En un mot, elle rend aux tissus les éléments qui lui manquent dans la maladie. Elle le fait à la fois physiologiquement et chimiquement, et, disons-le, merveilleusement.

La médecine dosimétrique, nous n'avons pas besoin de le dire, diffère absolument des autres méthodes suivies jusqu'ici ; et si avec elle il y a garantie entière, c'est parce qu'elle est basée sur les lois de la vie.

LES MÉDECINS DOSIMÈTRES.

C'est ce qu'ont vite compris, à l'aurore même de la dosimétrie, des hommes éminents et de noms bien connus tels que : le docteur Munaret, de Lyon, le spirituel auteur d'un livre qui figure sur les rayons de toutes les bibliothèques et qui écrivait entre autres ces lignes à un de ses amis : « Ai-je besoin de vous dire, qu'aujourd'hui, après ma pratique hésitante, je crois, je pratique et je propage le Burggraevisme? Je m'en trouve bien et mes malades encore mieux. »

Le docteur Combes, auteur du livre : *De l'état actuel de la médecine et des médecins en France.*

Le docteur Louis Hébert, le savant pharmacien en chef de l'Hôtel-Dieu de Paris, si regretté encore de sa clientèle dosimétrique.

Le docteur marquis du Planty.

Le regretté grand Paul Bert qui sût rendre à ses risques et périls un si remarquable hommage à l'œuvre de Burggraeve.

Le docteur Landur, de si spirituelle mémoire, et le docteur Darcy, qui déjà professait et mettait en pratique les paroles devenues célèbres du professeur Laura, de Turin : « La médecine dosimétrique s'impose comme un devoir. » Et tant d'autres pauvres grands absents, qui, avec le professeur Burggraeve, jetèrent les premières assises de cette dosimétrie qui plus tard devait s'étendre et se propager si rapidement dans les cinq parties du monde.

Nous allions oublier le docteur Prévault, de Montrésor, celui-là un véritable apôtre de la dosimétrie et qui, sous le pseudonyme du Bonhomme Deschamps, a donné, dans le *Répertoire*, une foule d'excellentes causeries médicales, où l'humour le dispute au bon sens et au savoir.

D'autres, plus heureux, vivent encore, qui ont l'heur avec le maître, d'assister au triomphe de l'œuvre devenue commune. Nous voulons parler des docteurs : Fontaine, de Bar-sur-Seine, Bourdon, de Méru-sur-Oise, Juhel, de Caen, Lamy, de Laroche-foucauld, Lelièvre, de Séez, Reignier, de Surgères, Rousseau (Adolphe), de Cernoy, Ferran, de Lyon, Gélineau, de Paris, Dupuis, de Paris, Goyard, de Paris, Béclu, de Paris, Duval, de Paris, Féron, de Paris, Andrieu d'Albas, de Paris, Toussaint, d'Argenteuil, Jules Grand, de Paris, Biéchy, de Vesoul, Hahn, de Marseille, Fournier, de Cannes, Abaut (Langoiran), Augé, à Reuilly (Indre), Legoux, à Albert (Somme), Foucard, à Oiron (Deux-Sèvres), Vilain, de Paris, Regnault, de Paris, Chazarain, de Paris, Boiron, etc., etc., et tant d'autres dont les noms nous échappent. Véritables adeptes de la dosimétrie, médecins éclairés qui n'ont point hésité à confesser leur foi, au lieu de se tenir dans un mystère prudent, pour faire croire à une science absente.

En réalité, la dosimétrie compte des adeptes éclairés dans toutes les parties du monde, mais certains d'entre eux, par leurs travaux scientifiques, se sont plus particulièrement distingués et se sont placés au premier rang autour du maître qui, lui aussi, chose rare, assiste à son triomphe.

Nous ne parlerons ici que des médecins français.

Le docteur Fontaine, de Bar-sur-Seine, auteur de nombreux travaux sur l'emploi du sulfure de calcium dans le croup, l'angine couenneuse et les maladies infectieuses. D'après cet habile praticien, le sulfure de calcium associé avec certains autres médicaments dosimétriques suivant le cas, est le meilleur des antiseptiques et le plus sûr remède dans ces maladies.

Le docteur Bourdon est un médecin dosimètre croyant et militant. Il a publié dans le *Répertoire universel de médecine dosimétrique*, une foule d'observations qui n'ont pas peu contribué à vulgariser la nouvelle méthode.

Le docteur Juhel, de Caen, est comme les docteurs Fontaine et Bourdon un ouvrier de la première heure. Son livre intitulé : *La médecine du passé et la médecine de l'avenir*, a contribué pour une large part à la vulgarisation de la méthode dosimétrique dans le public.

Le docteur Lamy, de Larochefoucauld, auteur d'un livre intitulé : *La dosimétrie justifiée par la pathogénie de la fièvre*. Ce livre, qui lui a valu la médaille d'or de l'Institut dosimétrique, sera toujours consulté avec fruit, surtout par les jeunes médecins dosimètres.

Le docteur Lelièvre, de Seez, un rude travailleur et un médecin dosimètre aussi convaincu que savant.

Le docteur Reignier, de Surgères, auteur d'un grand nombre de travaux sur la phtisie pulmonaire, la pneumonie, etc. On relit toujours avec intérêt, nous dirons même avec enthousiasme, son livre de thérapeutique générale et méthode dosimétrique.

Le docteur Adolphe Rousseau, de Cernoy, un des principaux rédacteurs du *Répertoire universel de médecime dosimétrique*.. Le docteur Rousseau ne se contente pas d'être un brillant écrivain, dans tous ses écrits il fait œuvre de savant.

Son œuvre aujourd'hui est considérable.

Le docteur Ferran, de Lyon, rédacteur de la *France médicale*, bien connu par ses travaux sur la phtisie pulmonaire, est de ceux qui par leurs écrits consciencieux et honnêtes savent faire aimer la dosimétrie.

Nous finirons par le docteur Toussaint, d'Argenteuil, un de nos plus jeunes dosimètres, mais non des moins méritants, si l'on pense que ce médecin jeune encore a su vite conquérir une place distinguée parmi ses confrères en général et les médecins dosimètres en particulier.

Ancien rédacteur en chef du journal *la Jeune mère*, auteur d'un livre très apprécié sur l'hygiène du premier âge, fondateur et directeur d'une publication mensuelle qui dès son apparition s'est attirée la sympathie du corps médical, des hygiénistes et de tous les amis de l'enfance, le *Bulletin des Nourrices*, journal de vulgarisation adressé gratuitement aux nourrices sevreuses et gardeuses de la banlieue de Paris, le docteur Toussaint s'est consacré tout entier à l'étude de l'hygiène et de la médecine infantiles. Il a su, à l'aide des médicaments dosimétriques, se faire une thérapeutique particulière qui lui réussit à merveille dans les maladies de l'enfance, et qui lui a valu la réputation de médecin spécialiste consommé.

Si nos lecteurs veulent faire une ample connaissance avec lui, ils n'auront qu'à lire, à la fin de cette brochure, l'intéressant mémoire et la notice très attachante qu'il a écrite sur la *façon de soigner dosimétriquement les maladies des enfants*, et sur l'*éducation dosimétrique des mères de famille*.

La dosimétrie, comme on peut désormais s'en convaincre, est aujourd'hui très répandue, très connue tout en convenant qu'elle pourrait l'être encore davantage, pour le plus grand bien de l'humanité. Les seuls médecins dosimètres pratiquent la jugulation des maladies aiguës, jugulation qui supprime à la fois la mortalité si grande d'ordinaire dans ces maladies, et du même coup le cycle fatal des auteurs, en abrégeant à la fois la maladie et la convalescence, cette dernière toujours si redoutable, quand elle dure. C'est un progrès véritable en médecine que chacun de nous doit savoir apprécier et surtout mettre en pratique à l'aide du médecin, bien entendu.

A ce prix il y aura peut-être moins, à l'avenir, de ces maladies chroniques qui sont le plus souvent le résultat de maladies aiguës qui n'ont pas été jugulées.

Voyons maintenant quel parti on peut tirer des admirables médicaments dosimétriques non seulement dans ces maladies, mais encore dans ces états indéfinis qu'on nomme diathèses, auxquels trop souvent on n'oppose qu'une thérapeutique de désespoir, et que cependant on peut modifier, corriger, supprimer même par une thérapeutique méthodique appropriée.

A dessein, nous ne parlerons que des affections les plus communes, les mieux connues, ou enfin les plus courantes, si nous pouvons nous exprimer ainsi, et nous terminerons en disant au lecteur :

Ab uno disce omnes.

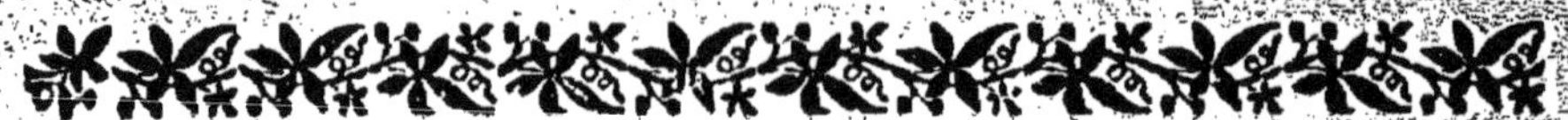

TROISIÈME PARTIE

MALADIES CHRONIQUES, DIATHÉSIQUES, ETC.

HYGIÈNE THÉRAPEUTIQUE.

Anémie, chlorose.

L'anémie en général est produite par des pertes de sang, par des hémorrhagies ou un manque de répartition survenant dans des conditions physiologiques ou pathologiques. Elle est caractérisée par un affaiblissement général et des convulsions quand elle est poussée à l'extrême. Elle peut succéder à l'épuisement nerveux dépendant des affections de l'âme, des chagrins, des préoccupations, des excès de travail intellectuel. Elle peut être également sous la dépendance de grandes névroses telles que l'hystérie et l'hypochondrie.

Mais une fois formée, elle peut être à son tour la cause d'une foule de désordres névropathiques.

Aussi dans le traitement de l'anémie, doit-on être dirigé par l'axiome : *Sanguis moderaior nervorum*, c'est-à-dire qu'on doit enrichir la crase sanguine. Mais y arrive-t-on toujours par les préparations de fer. Dans les anémies récentes, quelquefois. Mais dans les formes graves, invétérées, compliquées d'un dégoût absolu des aliments, de phénomènes gastralgiques intenses, de constipation opiniâtre, elles sont plus dangereuses qu'utiles, en ce sens qu'elles peuvent augmenter les douleurs cardialgiques en irritant le tube digestif.

Les différentes préparations recommandées jusqu'ici contiennent généralement trop de fer, et ne sont point absorbées.

A des symptômes si complexes il faut opposer une médication complexe. En dosimétrie on remplace souvent les préparations de fer par celles de manganèse qui réussissent là où le fer a échoué. Arséniate de fer ou arséniate de manganèse, préparations qui réussissent généralement bien à cause de l'association du fer ou du manganèse et de l'arsenic, qui à lui seul est capable d'augmenter la rutilance du sang. Le sedlitz Chanteaud pris à dose journalière augmente également la rutilance du sang et a de plus ce mérite de faciliter la tolérance et l'absorption de ces médicaments reconstituants.

Chlorose. — S'entend des pâles couleurs. Généralement, dit Burggraeve, c'est la respiration et l'innervation du grand sympathique qui sont en défaut. Il faut donc les relever par la strychnine et l'arséniate de fer.

Exercice modéré, régime tonique, hydrothérapie, bains de mer, massage, électricité.

Aménorrhée. — L'aménorrhée ou suppression des règles est généralement le premier symptôme de la chlorose, mais elle peut dépendre également d'une faiblesse générale, d'un état congestif, d'une métrite, ou enfin du retour d'âge.

Cet état réclame tantôt les ferrugineux, les arséniates, tantôt la strychnine, tantôt l'ergotine.

Voir : Maladies des femmes.

Constipation.

Rareté et difficulté de la défécation. Selles rares avec digestions lentes, maux de tête, vertiges, étourdissements, bouffées de chaleur au visage, somnolence après le repas, travail intellectuel difficile, etc.

La constipation peut dépendre d'une foule d'états, mais le plus souvent elle est due à la sécheresse ou à l'atonie de l'intestin.

Dans la sécheresse de l'intestin, il faut rafraîchir le sang en prenant le sel Chanteaud. Dans l'atonie on donne la strychnine et le podophyllin, un granule de chaque le soir au coucher. Enfin la strychnine et l'hyosciamine ensemble quand il y a spasme.

Il faut éviter les purgatifs à grand orchestre qui aggravent le mal au lieu de le faire disparaître; il faut également éviter les pilules dites de santé qui pour un moment de soulagement qu'elles apportent, ne font qu'aggraver la constipation et finissent par enflammer l'intestin pour peu que leur administration se prolonge.

Le sedlitz Chanteaud convient admirablement dans le traitement de la constipation habituelle, à peine trouve-t-on un malade sur cent qui soit réfractaire à son action.

Avec ce nouveau médicament on n'obtient pas toujours une action laxative immédiate, ce n'est souvent qu'au bout de trois ou quatre jours que l'effet désiré se produit, mais cet effet, pour être lent parfois, n'en est que plus durable et cela sans coliques, sans irritation de l'intestin ni inconvénients d'aucune sorte.

Diabète (glycosurie).

La glycosurie ou pissement d'urine sucrée est un symptôme commun au diabète comme aussi à un grand nombre de conditions pathologiques dans lesquelles l'urine renferme une notable quantité de glycose.

Mais dans ces dernières, la glycosurie est purement

passagère, tandis qu'elle est persistante dans le diabète.

De ce fait nous voulons simplement conclure que si dans le diabète il y a le plus souvent glycosurie, cette dernière pourtant n'est pas toujours un symptôme du diabète, pas plus que, par exemple, l'albuminurie n'implique absolument le mal de Bright. (Voir ce mot.)

Quand les physiologistes produisent un diabète artificiel sur un animal, en irritant le bout supérieur du pneumogastrique coupé, ou en augmentant l'action réflexe de la moelle épinière, par sa piqûre, au niveau de l'origine de ce nerf, ils font à coup sûr un glycosurique, mais non un diabétique, car dans ce cas, ils produisent une glycosurie artificielle et passagère.

Pourtant il faut bien avouer que ces expériences ont jeté un jour tout nouveau sur les causes du diabète. C'est ainsi qu'on admet aujourd'hui que ces causes sont la plupart nerveuses à leur origine. Ce qui est important au point de vue du traitemeut.

Quoiqu'il en soit, le diabète reste une maladie constitutionnelle grave si l'on en juge par l'effroyable tableau qu'offre le diabète abandonné à lui-même, ou méconnu, ou traité sans méthode.

Le diabète consiste dans une augmentation parfois considérable de la soif et de l'appétit, avec affaiblissement et amaigrissement progressif. La quantité d'urine peut être considérable (de 5 à 15 litres en 24 heures).

La présence du sucre dans les urines peut arriver à 200 jusqu'à 750 grammes en 24 heures.

Il y a alors état poisseux du linge. Enfin il peut donner lieu à l'affaiblissement de la vue, à l'amaurose, à la cataracte, à la gangrène, aux furoncles et anthrax. L'haleine est fétide, les gencives se ramollissent et saignent, les dents tombent, le malade devient triste et sombre et finit par succomber dans le marasme, s'il ne meurt de phtisie ou de toute autre maladie intercurrente.

Mais hâtons-nous de dire qu'il n'en est pas toujours ainsi, heureusement. Disons même qu'il n'en est plus ainsi. Le diabète est-il plus fréquent de nos jours qu'il n'était autrefois. Nous ne le pensons pas, il est mieux connu, voilà tout.

L'examen des urines, comme aussi certains symptômes que nous avons énumérés, permettent un diagnostic précoce et aussi d'utiliser de bonne heure un traitement approprié, c'est-à-dire un régime salin, sel Chanteaud, par exemple, arséniate de strychnine et arséniate de fer, 3 à 4 granules de chaque en deux fois par jour pour placer le sang dans ses conditions de vitalité, et aussi pour soutenir les fonctions de nutrition.

Camphre bromé, hyosciamine, cicutine dans l'irritation de la moelle épinière et des pédoncules cérébraux, comme on l'observe à la suite d'excès vénériens, l'onanisme, l'alcoolisme, l'hystérie, etc.

On combattra en même temps la fièvre erratique par l'arséniate ou l'hydro-ferro-cyanate de quinine.

On donnera la digitaline dans l'irritation des voies urinaires.

Mais on insistera sur l'assolement organique, qui dans cette maladie donne le plus souvent des résultats merveilleux.

En même temps on conseillera un bon régime, le grand air, la fatigue corporelle, la gymnastique, les bains de rivière si la saison le permet ; les ablutions d'eau froide ou le sponse bath des Anglais, une nourriture substantielle, variée, les bains de vapeur, les frictions pour activer les fonctions de la peau, mais à la condition qu'il n'y ait pas trop d'amaigrissement.

Nota. — Éviter d'appliquer vésicatoires, cautères chez ces malades en raison de leur prédisposition spéciale aux phlegmons de mauvaise nature et aux gangrènes.

Dyspepsie, anorexie, digestion lente.

La dyspepsie ou digestion difficile, de quelque façon qu'elle se manifeste, est une affection qui par la multiplicité de ses causes, par la mobilité de ses formes et enfin par l'étendue de ses effets sur l'organisme échappe, pour ainsi dire, à toute description méthodique.

Nous allons cependant essayer d'en dire ici quelques mots, parce que cette affection d'abord est très commune et parce que bien souvent aussi elle n'est que le symptôme d'une foule de maladies qu'elle précède ou accompagne.

L'estomac est le centre organique autour duquel pivotent tous les actes de la vie végétative : si la digestion se fait mal, la nutrition languit, le sang n'apporte plus aux tissus les éléments nécessaires à leur réparation et dépose dans l'économie des déchets, des impuretés qui peuvent être le point de départ d'affections plus ou moins graves. Tant que la digestion se fait bien, on ne s'occupe guère de cet important organe non plus que de son importante fonction, c'est-à-dire que trop souvent on le surmène.

C'est ainsi que les repas trop copieux, que certains aliments ou indigestes ou trop épicés; que l'abus du vin et surtout des boissons alcooliques, l'inégalité des heures des repas, les travaux intellectuels pendant la première phase de la digestion, les veilles prolongées, l'abus du tabac à fumer et même de certains médicaments, comme la morphine, amènent la dyspepsie.

Dyspepsie vulgaire, peut-on dire, qu'il serait facile de faire disparaître si le sujet qui en est porteur était capable d'en prendre une bonne fois la résolution.

C'est généralement le contraire qui arrive. Mais

l'état dyspeptique a ses racines non seulement dans l'estomac lui-même, mais encore dans l'économie toute entière et même dans le monde extérieur.

C'est ainsi que la dyspepsie est liée à certaines affections constitutionnelles ou vices diathésiques tels que la goutte, le rhumatisme, l'herpétisme ou enfin peut être symptomatique d'une maladie chronique (anémie, chlorose, maladies des reins, du foie, de la matrice, etc.).

Les peines, les chagrins, les émotions violentes, toutes causes morales peuvent également amener la dyspepsie.

Certains auteurs ont voulu faire de cette affection une névrose ayant un rôle au moins aussi universel que l'hystérie. Il y a lieu, suivant nous, de restreindre les conséquences névrosiques de la dyspepsie.

Comme nous l'avons vu, l'estomac joue un rôle considérable dans notre économie et ses souffrances troublent bien souvent diverses autres fonctions. Mais il peut être passif ou actif dans les différentes affections nerveuses dont il semble être le point de départ.

Écoutons à ce sujet le professeur Burggraeve : « Si les dyspepsies, dit-il, peuvent produire les » affections nerveuses par un mouvement ascendant, » c'est-à-dire allant du tube digestif au système céré- » bro-spinal, on comprend que le mouvement en » sens inverse puisse avoir lieu, c'est-à-dire de haut » en bas, ou des centres nerveux à la périphérie » intestinale. Pour cela il n'est pas besoin d'humo- » risme, un simple mouvement moléculaire suffit. » Mais cet ébranlement en se communiquant à » l'estomac et à ses annexes produit, à son tour, un » état humoral qui réagit sur le système nerveux et » complète ainsi le cercle vicieux dans lequel nous » voyons tourner ces maladies, de la névrose à la » dyspepsie et de la dyspepsie à la névrose. »

Cela est important dans la pratique, ajoute le même auteur, puisque si d'une part nous devons tonifier le système nerveux, de l'autre nous devons modifier l'état humoral par les anti-dyscrasiques.

Traitement : La dyspepsie exige une bonne hygiène générale et aussi le traitement de la cause occasionnelle. Mais la plupart du temps il y a nécessité de relever le ton de l'innervation abaissée et d'activer les sécrétions intestinales — double indication qu'il est facile de remplir par la quassine, la strychnine, un régime sec, azoté et enfin le Sedlitz Chanteaud comme laxatif, l'exercice au grand air, etc.

Comme moyen d'assolement organique, le phosphate de fer ou l'hypophosphite de soude.

On pourra activer le travail de la chymification par la diastase, la pepsine, etc.

On traitera en même temps certains symptômes. Contre la douleur : hyosciamine, codéine, cicutine, morphine. Contre les aigreurs : sous-nitrate de bismuth, carbonate de lithine, etc., et ainsi des autres symptômes, fort nombreux dans cette affection.

Goutte.

La goutte est une affection diathésique, caractérisée par une combustion incomplète de l'urée, par conséquent la formation d'acide urique en excès. Le sang perd alors son état neutre et c'est surtout sur la chair musculaire et sur les articulations que le dépôt acide a lieu.

La goutte est une affection héréditaire le plus souvent, non le principe goutteux, mais la tendance à sa production. C'est l'histoire de l'hérédité en général. Disons, en passant, que la goutte attaque plus communément l'homme que la femme, bien que celle-ci n'en soit pas indemne. Seulement chez elle les accès sont moins violents.

Sa disparition de son lieu d'élection peut donner lieu à des désordres graves du côté des organes internes, notamment de l'estomac, du cœur, du cerveau ou mieux de leurs enveloppes fibreuses ou séreuses, etc.

Dans ce cas la goutte peut naître de deux manières différentes : d'une manière subite comme par l'effet d'un refroidissement, et aussi par la non manifestation d'un accès de goutte qui a l'habitude de survenir. D'une autre manière : par obstacle au développement et au dépôt de la goutte à l'extérieur, par la rétention dans des systèmes internes, ce qui veut dire qu'alors la goutte reste dans les viscères et les vaisseaux du bas-ventre, d'où il résulte des maladies chroniques des organes digestifs et abdominaux (avec hypochondrie et autres affections nerveuses).

Ces derniers symptômes caractérisent surtout la goutte atone (*arthritis atonica de Hufeland*).

Un bon accès de goutte peut faire cesser cet état de choses. C'est alors la goutte régulière occupant une ou plusieurs articulations.

Les accès de goutte reviennent d'une façon assez régulière dans les premières attaques. Moins régulièrement dans la suite; aussi est-il nécessaire, dans certains cas, de rappeler la goutte à son lieu d'élection.

Ces accès sont toujours douloureux, il faut bien en convenir, à tel point que certains goutteux pusillanimes les redoutent avant tout; mais qu'ils se rassurent, les accès même les plus violents peuvent être calmés très vite avec d'autres moyens que le salicylate de soude, l'antipyrine, etc., médicaments justement redoutables parce qu'ils n'agissent qu'à haute dose et provoquent ainsi des métastases dangereuses, quelquefois mortelles.

Mais il s'agit moins encore de combattre ces accès que d'en diminuer l'intensité, et c'est à quoi on arrive en leur opposant la digitaline, l'aconitine, la strychnine, etc.

Dans l'intervalle des accès on donne les alcalins et notamment le carbonate et le benzoate de soude, surtout quand les urines sont chargées d'un sédiment rouge.

C'est ainsi qu'on évitera le gonflement des extrémités articulaires et subsidiairement ces déformations qui sont le résultat de concrétions tophacées essentiellement formées d'urate de soude.

Mais, comme nous venons de le voir, la goutte ne se borne pas toujours aux articulations. On dit alors qu'elle est remontée, lorsque abandonnant les articulations, elle s'empare des organes internes. C'est la goutte atone. Il peut alors se produire du côté de ces mêmes organes de véritables poussées parfois fort dangereuses et qu'on devra combattre activement et de la façon suivante :

Aux poussées vers le cœur on opposera la digitaline et l'arséniate de fer.

Aux poussées vers le cerveau : caféine, aconitine, strychnine.

Poussées vers l'estomac : quassine, strychnine, hyosciamine aux repas.

Comme on le voit, les indications dans la goutte sont nombreuses, mais elles s'expliquent facilement par la mobilité et la variabilité de ses manifestations selon les sujets.

Il est donc désormais possible de parer à tous les accidents de la goutte, comme aussi de lui opposer un traitement pour ainsi dire préventif se déduisant des données précédentes.

1° Sel Chanteaud chaque matin.

2° Quassine, arséniate de soude aux repas.

3° Le soir au coucher : la trinité dosimétrique.

Régime. Avec ce traitement, le goutteux pourra vivre comme tout le monde, en évitant pourtant les mets excitants, les vins capiteux : le bourgogne, le champagne. Mais il pourra surtout se livrer aux exercices corporels auxquels il répugne tant d'ordinaire.

Ne comptant plus sur les spécifiques toujours si dangereux il verra son état s'amender; car à l'aide de cette médication il est possible, il est facile d'atténuer, d'éliminer même, insensiblement sans doute, mais d'éliminer un mal jusqu'ici réputé incurable.

Nous regrettons d'être obligé de traiter ici cette importante question aussi sommairement, mais le lecteur pourra lire avec fruit le Manuel de la goutte et du rhumatisme goutteux, par le professeur Burggraeve, que nous avons consulté plus d'une fois avec avantage au cours de ces trop courtes pages.

Rhumatisme.

Tout comme la goutte, le rhumatisme constitutionnel héréditaire (arthritisme) est très mobile de sa nature. Il se porte tantôt sur les muscles, les nerfs, les articulations, tantôt sur les organes internes.

Dans ce cas, les malades accusent de la gastralgie, des spasmes douloureux de l'intestin, de la constipation alternant avec des migraines, de l'insomnie, des névralgies, etc.

A ces malades on ordonnera des bains chauds alcalins (carbonate de soude), les douches chaudes, le massage, mais surtout l'usage journalier du sel Chanteaud, qui par son alcalinité douce corrige l'acidité du sang et des humeurs, et quand besoin en est, des granules de benzoate de lithine afin de neutraliser les acides urique et sudorique.

Hémorrhoïdes.

Certaines personnes sujettes à cette incommodité peuvent voir tout d'un coup se supprimer le flux hémorrhoïdal qui, pour être ennuyeux, néanmoins les soulage. Ces personnes bientôt alors ressentent des maux de tête, des étourdissements, des vertiges, des palpitations, de la constipation et une dyspepsie souvent fort pénible. Cette suppression amène quelquefois des phénomènes congestifs du côté du cerveau.

Ces personnes peuvent éviter ces accidents par l'usage journalier du sedlitz Chanteaud.

A cette simple médication elles pourront ajouter la quassine et l'arséniate de soude, médicaments parfaitement indiqués dans toutes les affections qui, comme les hémorrhoïdes, sont caractérisées par une réplétion excessive du système veineux abdominal avec stase et lenteur dans la circulation de ces vaisseaux.

Hydropisie.

Le mot hydropisie sert à désigner l'accumulation ou épanchement de sérosité dans une ou plusieurs des cavités naturelles du corps, ou dans les parenchymes.

Lorsque l'épanchement siège dans une cavité séreuse ou synoviale il prend des désignations spéciales. Aussi l'hydropisie du péritoine est appelée ascite, celle de la plèvre, hydrothorax, celle d'une articulation, hydarthrose, etc.

Quand il occupe une région limitée du corps et surtout le tissu conjonctif sous-cutané ou sous-muqueux de cette région, on le désigne sous le nom d'œdème (œdème de la face, des malléoles, etc.); lorsque cet œdème se généralise occupant toute ou presque toute la surface du corps, on dit qu'il y a anasarque.

L'hydropisie n'est donc qu'un terme générique se rattachant à une foule d'états.

Elle peut être purement symptomatique et être la conséquence de maladies organiques du cœur, des poumons, du foie, tumeurs, etc.

Il s'agit alors de bien déterminer la cause qui lui a donné naissance. Mais elle peut être idiopathique ou spontanée et se rattacher à un affaiblissement du sang. Ce dont il faut tenir compte. Un médecin dosimètre consulté en pareil cas, au moyen de la strychnine, de la digitaline par exemple, et par un bon assolement organique, arrivera facilement à remonter ces malades.

Hypochondrie, hystérie, dyscrasie veineuse.

La dyscrasie veineuse constitue une névrose ou un groupe névrosique qui paraît lié à la surabondance d'une certaine quantité de sang dans le système veineux abdominal.

Stahl a dit de cette dyscrasie veineuse : *de vena portæ porta malorum hypochondriaco, splenetico, suffocativo, hysterico, colico hemorrhoïdariorum.*

Ainsi la pléthore veineuse abdominale tiendrait sous sa dépendance au moins deux grandes névroses : l'hypochondrie et l'hystérie, sans compter des manifestations nerveuses de moindre importance.

Ces idées de Stahl sont absolument admissibles pour ce qui concerne l'hypochondrie (hommes). On pourrait peut-être faire des réserves au sujet de l'hystérie (femmes). Et cependant l'hystérie a été observée chez l'homme et l'hypochondrie atteint également la femme.

Cependant on observe surtout la prépondérance du système veineux abdominal et des troubles hypochondriaco-hémorrhoïdaires, chez l'homme.

Chez la femme au contraire on remarque un système génital des plus influents, qui semble être le point de départ et présider au mécanisme de l'attaque hystérique. Ce point de départ existe en effet dans le système utéro-ovarien, qui résume la femme toute entière, du reste, suivant l'aphorisme :

Mulier id est quod est propter solum utérum.

Quelques personnes pourront trouver que le latin est bien savant, mais je livre à tout hasard ces quelques données à mes confrères les médecins dosimètres, qui savent aussi bien que moi les ressources infinies de la médecine dosimétrique dans ces maladies aux formes de Protée et aux couleurs du caméléon, comme le disait Sydenham.

Maladies du foie.

Nous ne parlerons ici que de la congestion hépatique, congestion chronique qu'on désigne plus habituellement sous le nom d'engorgement, lequel est toujours accompagné d'hémorrhoïdes, de constipation, de troubles digestifs tels que dégoût pour les aliments, vomissements bilieux, jaunisse.

Cette affection est fort commune chez les Européens qui habitent les pays chauds.

Quand le foie s'engorge, il faut lui venir en aide au moyen de la quassine et même de la strychnine pour faire fluer la bile.

On donnera en même temps le sel Chanteaud pour entretenir la fluidité du sang.

Régime végétal : laitue, etc.

Jaunisse ou ictère. — Cette maladie est due à la résorption de la bile, sinon en substance, du moins dans ses parties colorantes. Il y a tantôt obstruction, tantôt spasme. Il faut donc agir en conséquence. Quassine, strychnine, hyosciamine, selon les circonstances.

Sel Chanteaud tous les matins, régime végétal, bains, lotions vinaigrées.

Maladies du cœur.

Les maladies du cœur sont nombreuses, mais elles sont le plus souvent le résultat d'une inflammation soit du cœur lui-même (cardite), soit de ses enveloppes (péricardite), soit de la membrane qui en tapisse l'intérieur (endocardite), soit de la dégénérescence graisseuse de cet organe.

La jeunesse et l'âge adulte prédisposent aux inflammations aiguës, la vieillesse aux lésions athéromateuses et aux ossifications de l'endocarde.

Les affections du cœur sont moins fréquentes dans les premières années de la vie.

Les coups, les chutes, les plaies peuvent être causes de ces affections.

La syphilis, l'alcoolisme, le rhumatisme surtout et la goutte amènent des endocardites syphilitiques, alcooliques, rhumatismales, goutteuses, etc.

C'est-à-dire que dans les maladies du cœur, au point de vue du traitement, il faut tenir compte des antécédents ou de la diathèse du malade.

Malheureusemant, dans bon nombre de cas, le diagnostic reste obscur. Mais si bien souvent il n'est pas permis de faire un diagnostic précis, il est toujours possible, avec les médicaments dosimétriques, d'enrayer le mal et de soulager le malade.

On combat les poussées aiguës, avec autant de succès que les inflammations d'autres organes, c'est-à-dire au moyen de la strychnine, de l'aconitine, de la digitaline.

Dans la période de chronicité, les arséniates de potasse, de soude, d'antimoine, la caféine rendent les plus grands services. Et enfin quand il y a spasme cardiaque, douleur, on donne l'hyosciamine unie à la strychnine ou à la cicutine.

C'est dire que dans ces affections souvent si rebelles

et si pénibles, le médecin dosimètre ne reste point désœuvré, et peut toujours apporter quelque soulagement à son malade.

Les chagrins, les agitations de l'esprit, les préoccupations de toutes sortes exercent une influence très fâcheuse sur la marche des maladies du cœur. C'est dire qu'il faut, autant que possible, les éviter.

Maladie de Bright, albuminurie.

L'albuminurie ou présence de l'albumine dans les urines est passagère ou permanente.

Elle est passagère dans certaines affections aiguës comme la scarlatine, le choléra, l'érysipèle, la pneumonie et le typhus, la grossesse.

Elle est permanente quand elle se rattache à une maladie des reins (mal de Bright).

Dans le premier cas il faut la combattre par les reconstituants (les arséniates, la strychnine, les ferrugineux).

Dans le second cas ou forme chronique, on s'attachera surtout à désobstruer le système porte en donnant la strychnine et la quassine, et puis la digitaline comme diurétique en régularisant les mouvements du cœur. Et enfin l'arséniate de fer comme reconstituant.

Sel granulé le matin.

Frictions ammoniacales camphrées. Éviter les tisanes et surtout combattre la fièvre de consomption.

Toute personne se sentant prise de lassitude, de courbature, de pesanteur et fatigue dans les reins, de diminution progressive de ses forces, puis d'enflure des malléoles, de bouffissure des paupières, de troubles du système nerveux, de la vue, de névralgies, de surdité, de troubles digestifs, etc., ne devra pas hésiter un seul instant à faire examiner ses urines pour savoir si elles ne contiennent pas de l'albumine et à quel degré; car il en est de cette affection comme de tant d'autres qui restent latentes tout en continuant leurs désordres. Elle doit donc être prise à temps, autant que possible.

Maladies des femmes.

Un grand nombre de femmes dans les villes et même à la campagne sont atteintes de ce que l'on est convenu d'appeler des *engorgements*, des *congestions chroniques* de la matrice et de ses annexes (trompes, ovaires, ligaments larges).

Indépendamment des affections utérines, ces malades le plus souvent accusent de violentes douleurs dans le bas ventre et les reins, de la gastralgie, des palpitations, des étouffements, des migraines, des névralgies et enfin un état anémique parfois très prononcé et très inquiétant, état qui ne fait que s'accentuer quand ces malades (et elles sont encore nombreuses) restent réfractaires à tout traitement local. Mais le plus grand nombre, et nous dirons aussi les plus sages n'hésitent plus aujourd'hui, pour se débarrasser de toutes ces misères, à se mettre entre les mains du médecin ou du chirurgien.

Les maladies de matrice, grâce aux procédés nouveaux d'antiseptie et autres, guérissent aujourd'hui parfaitement. Malgré cela, nous avons l'habitude de joindre au traitement local un traitement général dosimétrique qui amène promptement une heureuse modification des principaux symptômes; c'est ainsi qu'à l'aide de la strychnine, de la quassine, de l'ergotine, des arséniates, des phosphates et quelquefois des ferrugineux, nous arrivons à relever les forces, à régulariser les digestions, la menstruation parfois difficile ou trop abondante, à détruire la constipation, celle-ci par le moyen du sel Chanteaud, qui en régularisant la circulation des organes abdominaux convient si bien dans les maladies de la femme.

Maladies des enfants.

Lire page 49 la méthode dosimétrique appliquée au traitement des maladies des enfants, par le docteur Toussaint, d'Argenteuil.

Phtisie pulmonaire, tuberculose.

Dans un long travail spécialement consacré à l'étude de la tuberculose, et inséré au *Répertoire universel de médecine dosimétrique*, nous avons traité dans son ensemble le traitement dosimétrique de la phtisie, aux différentes périodes qui marquent son évolution. Dans cette étude nous croyons avoir suffisamment démontré la guérison possible de cette affection en traitant de bonne heure la leucocythose qui en est pour ainsi dire le point de départ. Nous prions le lecteur que cette question intéresse, de bien vouloir se reporter à cet article et de consulter en même temps les ouvrages des docteurs Reignier, de Surgères, et Ferran, de Lyon, qui ont spécialement écrit sur la matière.

LE PROFESSEUR BURGGRAEVE

Officier de l'ordre de Léopold (de Belgique) et de l'ordre du Christ de Portugal,
Commandeur de l'ordre de Charles III d'Espagne,
Professeur émérite d'anatomie et de chirurgie de l'Université de Gand,
Chirurgien principal honoraire de l'hôpital civil de la même ville,
Membre honoraire de l'Académie royale de médecine de Belgique, Membre correspondant des Académies et Sociétés médico-chirurgicales de Madrid, Lisbonne, Rio-de-Janeiro, Moscou, Saint-Pétersbourg, Paris, etc.,

AUTEUR DE LA NOUVELLE MÉTHODE DOSIMÉTRIQUE.

Après ces considérations forcément trop brèves sur la doctrine et la thérapeutique dosimétrique, il nous reste un devoir bien doux à remplir, celui de présenter l'auteur de cette nouvelle méthode à nos lecteurs.

Après avoir longuement étudié l'action de ses médicaments, tant sur lui-même que sur ses malades de l'hôpital, ce ne fut qu'en 1872 que le professeur Burggraeve divulgua sa méthode en Belgique d'abord, puis en France.

Les progrès en furent rapides puisque en 1877 déjà, c'est-à-dire cinq années plus tard seulement, le docteur Munaret, dont nous avons déjà parlé et mis au premier rang des adeptes du maître, pouvait, en parlant de Burggraeve, écrire ces lignes dans le *Lyon médical* : « J'ai commencé par avoir foi dans » l'expérience de l'auteur de la dosimétrie et j'ai expé- » rimenté sur moi-même et sur mes malades, et j'ai » obtenu des résultats étonnants. Le docteur Burg- » graeve, du reste, occupe une des premières places » historiques dans la chirurgie contemporaine, par

» ses travaux et ses innovations. Comme médecin, » depuis qu'il s'occupe de dosimétrie raisonnée et » systématisée, — je ne le désigne plus que par une » dénomination familière; pour moi, c'est l'Hippo- » crate belge...

» Un beau et robuste vieillard, haute stature, — » démarche droite et ferme, — son facies indique » une prédominance des facultés réflectives; son œil, » ombragé par un sourcil bien fourni, va droit et » loin — front d'un penseur qui ne se contente pas » de penser. Pour me résumer, au point de vue phy- » siognomonique, le docteur Burggraeve doit join- » dre une grande force à une prodigieuse activité, » ce qui m'a rappelé ce que Vicq-d'Azyr a dit en » faisant l'éloge de Haller : « La nature l'a traité » avec le soin qu'elle ne prend que pour quelques » hommes rares dont chaque siècle s'honore. »

» Paracelse et Van Helmont avaient leur panacée, » Armand de Villeneuve fit un traité de *conser- » vanda juventute*; Burggraeve est moins préten- » tieux, il a lancé quelques bons petits livres sur » l'hygiène d'une *modernité* séduisante; et voici sa » recette pour vivre longtemps et sainement : Quel- » ques granules d'arséniate de strychnine, tous les » soirs en se couchant, et une cuillerée à café de sel » Chanteaud à son lever, dans un verre d'eau.

» L'expérience en est faite, par lui, depuis plu- » sieurs années et très heureusement : repos parfait » de la nuit, point de fatigue physique, et son acti- » vité cérébrale, loin de faiblir par les années, se » soutient, comme le prouve l'immense publicité à » laquelle il tient tête. »

Il appartenait au spirituel auteur du livre : *Le médecin des villes et des campagnes*, de faire du créateur de la dosimétrie un portrait si vivant et que reconnaîtront exact en tous points ceux qui de près ou de loin ont approché le maître.

Munaret, hélas! cet homme indépendant, si franc et si loyal, n'est plus, mais d'autres sont venus après lui qui n'ont pas craint avec la même indépendance, la même loyauté et la même franchise d'arborer le drapeau de la nouvelle doctrine.

En attendant, Burggraeve est debout, et avec ses 84 ans il démontre plus que jamais la possibilité de la longévité humaine au moyen de son système, plus que jamais il reste à la hauteur de la tâche immense qu'il s'est imposée.

Aujourd'hui, la dosimétrie est répandue dans le monde entier. Ses assises scientifiques sont définitivement fondées. Non seulement en France, mais en Espagne, en Portugal, aux Etats-Unis, au Brésil, en Angleterre des sociétés scientifiques se sont établies qui constituent pour la doctrine de Burggraeve autant de pages de vie.

La dosimétrie est sans doute une réforme complète de la thérapeutique et de la pharmacie, accueillie partout et par tous avec reconnaissance et enthousiasme, mais elle est surtout un immense bienfait pour l'humanité, et c'est là, pensons-nous, le plus beau titre de gloire de son immortel auteur.

Dr BÉCLU,
rue du Hâvre, n° 11,
PARIS.

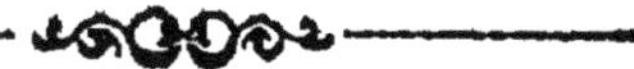

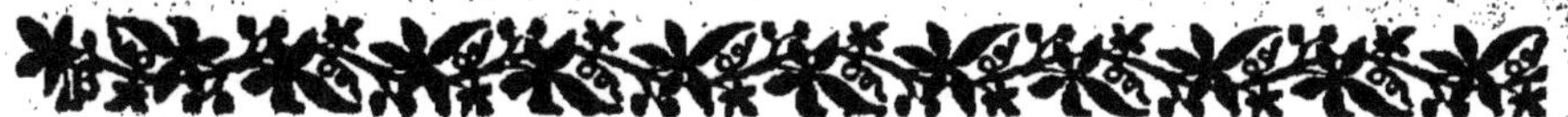

APPENDICE.

AVANT-PROPOS.

Après la belle étude qu'on vient de lire, après ces remarquables chapitres où l'esprit de suite et de clarté ne le cèdent qu'à la précision scientifique et à la hauteur des aperçus philosophiques (comme d'ailleurs dans tout ce qu'il écrit), mon excellent ami, M. le docteur Béclu, n'avait plus, ce me semble, qu'à tirer le trait final.

Le lecteur charmé eut fermé cette brochure avec a conviction intime que l'homme qui l'avait signée était un honnête et savant praticien, connaissant à fond l'art de guérir; et que la méthode thérapeutique du professeur Burggraeve qu'il exposait avec tant de netteté et de conviction était très certainement le dernier mot de la science médicale moderne.

Trop modeste pour apprécier son travail à sa juste valeur et bien que celui-ci n'eut en aucune façon besoin d'être complété, le docteur Béclu, pensant que les personnes appelées à soigner les malades, et principalement les mères de famille, ne sont jamais trop renseignées sur la manière d'administrer les médicaments, surtout aux enfants, a voulu insérer ici mon mémoire sur l'*Éducation dosimétrique* dont la lecture, a-t-il cru, pourra leur être profitable; il m'a demandé en outre quelques considérations sur l'application de la méthode Burggraevienne au traitement des enfants. Je lui suis très reconnaissant du grand honneur qu'il m'a fait : je l'en remercie publiquement et je tiens à l'assurer de ma profonde estime et de ma sincère amitié.

Dr E. TOUSSAINT.

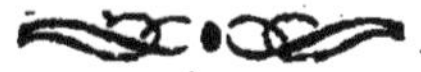

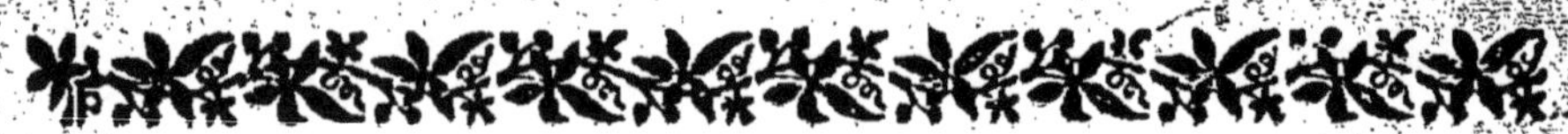

LA MÉTHODE DOSIMÉTRIQUE

APPLIQUÉE AU TRAITEMENT DES MALADIES DES ENFANTS.

Il serait par trop irrévérencieux d'établir une comparaison entre la façon dont un grand nombre de médecins, de vrais docteurs diplômés, soignent encore aujourd'hui, en plein Paris, malgré les éclatants progrès de la thérapeutique, les enfants malades ; — et celle qu'emploient, au dire des explorateurs, les sorciers du pays des noirs et les fakirs guérisseurs de l'Inde.

Et pourtant, les drogues qu'ils ordonnent se ressemblent bien souvent ?

Le négrillon du Sud-Oranais ou de la côte de Mozambique, le petit Peau Rouge des pampas qui grelotte la fièvre sous une misérable hutte de feuilles mortes, fait-il plus de grimaces pour avaler le breuvage sujet à caution que lui a préparé le médicastre de sa tribu, que le joli baby parisien contraint de prendre à son réveil une cuillerée d'huile de ricin ou de foie de morue, et avant son déjeuner l'amère mixture au moyen de laquelle on espère aiguiser son appétit capricieux ?

Pour être vrai, et sans songer à en accuser les médecins qui n'en sont pas cause, puisqu'ils ne sont ni pharmaciens ni chimistes, il faut reconnaître que les bocaux de nos excellents droguistes renferment d'ordinaire des substances qui n'ont guère le don de plaire aux malades.

Et quant aux enfants qui ne se laissent pas, comme les grandes personnes, « dorer la pilule » par l'homme de l'art, ils ont de tout temps protesté *à grands cris* de la sainte horreur que leur inspiraient les préparations pharmaceutiques, magistrales... ou autres.

Que son médecin ait le chef recouvert d'un diadème de plumes d'autruche, d'un bonnet de fourrure ou d'un élégant chapeau haut de forme; quel que soit le ciel qui abritât ses jeunes ans, est-il (depuis Galien!) un seul enfant malade qui n'ait soupiré après la venue d'un compatissant réformateur qui débarrassât le Codex de son pays des potions écœurantes, des poudres et des électuaires empâtants et indigestes dont on s'est toujours montré si prodigue à son égard, et de tous les affreux mélanges si redoutables à son palais délicat et à son étroit gosier?

*
* *

Il vint, un jour, ce réformateur désiré par tant de jeunes générations!

Notre éminent et vénéré maître le professeur Burggraeve a fondé sa méthode, et son savant et habile collaborateur, M. Charles Chanteaud, en créant la pharmacie dosimétrique a réalisé les vœux incessants de millions d'enfants malades, et ceux non moins ardents de toutes les mères de famille.

Que de larmes la vieille pharmacie leur a fait verser, à ces malheureuses mères si souvent forcées de lutter avec les êtres chéris qu'elles disputaient à la mort, pour leur faire accepter le looch ou le julep capable de conjurer le mal menaçant.

Aujourd'hui, Dieu merci, il n'en est plus de même, et grâce à la forme de petits grains (granules) donnée aux médicaments, grâce à la couche de sucre de lait qui les enrobe et permet de les avaler sans en ressentir la saveur et l'âcreté, l'enfant qui croit voir en eux de petits bonbons, les accepte sans aucune répugnance.

L'huile de ricin, la manne, le sirop de chicorée, sont avantageusement remplacés, *même chez les très jeunes bébés*, par l'admirable sel de Sedlitz granulé de Ch. Chanteaud qui, suivant la dose qu'on fait fondre dans quelques cuillerées d'eau, constitue un laxatif léger et rafraîchissant, ou la plus commode et la plus efficace des purgations.

Pour les enfants difficiles, on aromatise la solution avec un rond d'orange ou de citron, ou avec du sirop de grenadine, ce qui la rend non-seulement acceptable, mais encore agréable.

*
* *

On a vu que la méthode dosimétrique toute entière dans son essence même, repose sur la jugulation des maladies aiguës, avant qu'elles aient eu le temps d'amener des désordres dans l'organisme.

Le docteur Béclu vous a dit que toute maladie aiguë n'est à son début que *le dérangement*, que *le trouble* d'une fonction.

Le trouble fonctionnel se manifeste le plus souvent, *chez l'enfant surtout*, par l'élévation de la température du corps et l'accélération du pouls, en un mot par ce qu'on appelle *la fièvre*.

Si on laissait ce trouble s'accentuer, la maladie, la fièvre aidant, aurait vite fait de se localiser, et l'organe affecté (cerveau, cœur, poumon ou autre) subirait rapidement une altération plus ou moins profonde.

Or, chez l'enfant, les symptômes des maladies aiguës, la fièvre, notamment, se développent avec une promptitude et une intensité parfois effrayantes. Il faut donc faire marcher le traitement aussi vite que le mal. Aussi, on ne doit pas, avant d'attaquer l'ennemi, s'attarder à le reconnaître, à lui donner un nom. Qu'importe que l'enfant qui tombe malade, qui s'agite, se lamente et souffre sur son petit lit, soit menacé d'une méningite, d'une rougeole, d'une scarlatine ou d'une fluxion de poitrine! Il a la fièvre, il brûle; il faut *avant tout* combattre ce phénomène, éteindre ce début d'incendie qui, si on ne s'oppose à son envahissement, sera, à bref délai, suivi d'accidents formidables.

Parmi les symptômes, il en est un que chez l'adulte, le médecin n'a pas même besoin de rechercher, le malade le dénonçant de lui-même à son attention, c'est la *douleur*, locale ou généralisée.

Quand le petit malade sait parler, et dire en montrant sa tête, son ventre ou sa poitrine : « bébé a bobo... là ! » cela facilite singulièrement l'examen, mais, au chevet d'un enfant en bas-âge qui ne peut traduire que par des contorsions et des cris, le mal qu'il ressent, il faut au médecin une science toute particulière, afin de débrouiller la situation et trouver des indications suffisantes pour diriger le traitement dans tel ou tel sens.

Le médecin d'enfants doit savoir plus qu'aucun autre praticien interpréter les symptômes les plus légers. La rougeur ou la pâleur du visage et du corps, la chaleur, la sécheresse ou la moiteur de la peau, le frisson, l'agitation, l'abattement... tout est pour lui un renseignement précieux.

Le sommeil même de l'enfant, son attitude, le nombre des mouvements respiratoires, la coloration et l'odeur de ses urines, de ses excréments, rien n'est négligeable.

Quand son examen est achevé, quand il a reconnu à l'aide du thermomètre le degré d'élévation de la température, le médecin dosimètre, bien pénétré de l'action des alcaloïdes et des principes médicamenteux mis à sa disposition, procède au lavage de l'intestin puis, ouvrant sa trousse, il entre en lutte contre chacun des symptômes qu'il découvre.

Suivant l'acuité du mal, il rapproche ou écarte les doses de granules.

Parfois, pour obtenir un effet plus prompt et plus complet, il combine deux ou trois substances similaires (aconitine et vératrine; brucine et digitaline; émétine et codéine, par exemple).

Dans les accès de fièvre, dans les inflammations

aiguës, il fait pousser activement les remèdes afin de soulager le petit malade le plus vite possible, en ayant soin toutefois de n'administrer une nouvelle dose de granules qu'après l'absorption présumée de la précédente : pas moins de 15 à 20 minutes; le plus souvent, 25 à 30 minutes. C'est une précaution indispensable pour éviter les dangers d'un empoisonnement que pourrait amener l'accumulation d'une masse trop considérable de médicaments : l'impressionnabilité aux alcoloïdes étant, dans le jeune âge, encore plus marquée qu'aux autres périodes de la vie.

Pour moi, je ne manque jamais de recommander, quand je donne mes soins à de très jeunes enfants, de faire fondre chaque granule ou groupe de granules dans un nombre déterminé de cuillerées à café d'eau sucrée, de façon à faire prendre des doses de substances actives correspondant (suivant l'âge du bébé) à la moitié, au tiers ou au quart d'un milligramme. Il est alors très facile de graduer l'action du médicament, d'en suivre pas à pas les effets, et de ralentir ou précipiter ceux-ci, à volonté.

Administrés suivant ces règles et avec ces précautions, les agents dosimétriques qui sont, ainsi qu'on l'a dit, d'excellentes préparations, rapides et sûres, à tous les âges et dans toutes les maladies, se montrent, dans les affections de l'enfance, d'une efficacité vraiment saisissante.

*
* *

Parmi les médicaments que manient journellement avec succès les médecins dosimètres, il en est un qui mérite une mention spéciale et que je dois signaler aux familles.

C'est le *sulfure de calcium*, dont le docteur Béclu a déjà dit un mot, rendant hommage au médecin distingué et sympathique entre tous qui en a deviné les merveilleux effets et qui le premier l'a employé comme antiseptique et parasiticide dans les maladies infectieuses; je veux parler du docteur Fontaine (de Bar-sur-Seine), l'un des premiers adeptes du professeur Burggraeve, le plus méritant de ses disciples, et qui aujourd'hui partage sa grande renommée.

Jamais, avant la découverte de ce savant praticien, il n'avait été donné à un médecin d'adresser quelques phrases consolantes à la mère et à l'entourage d'un enfant atteint de ces hideuses maladies qui sont la terreur des familles : l'angine couenneuse, le croup.

Jeunes mères, ô vous toutes qui avez sangloté durant les nuits cruelles, au chevet d'un enfant à demi asphyxié, vous n'avez pas en vain adressé au ciel vos ferventes prières. Le grand maître des destinées humaines s'est laissé fléchir... il a entendu votre voix, il a aperçu vos mains suppliantes...

Désormais, l'enfant atteint d'angine couenneuse ou de croup ne sera plus condamné sans espoir, à mourir.

Le docteur Fontaine a démontré que le sulfure de calcium était le spécifique de la diphtérie, dont il tue le microbe.

Aujourd'hui, le médecin possède une arme puissante qui lui permet de lutter victorieusement contre la terrible *fausse membrane*, alors même qu'elle a gagné le larynx.

Avec le sulfure de calcium granulé de M. Charles Chanteaud, le moindre mal de gorge, la plus légère laryngite n'est plus pour les mères un sujet d'épouvante.

Quelques dizaines de granules administrés dès l'apparition des symptômes, suffisent pour saturer son organisme du contre-poison, et mettre l'enfant à l'abri de toute atteinte grave, de toute angine sérieuse, de toute attaque de croup vrai.

*
* *

Là ne s'arrête pas l'action bienfaisante du sulfure de calcium.

Partout où il y a des microbes et des bacilles à détruire, partout où il faut empêcher leur prolifération, le sulfure de calcium est ordonné avec succès.

Dans la coqueluche, dans les fièvres éruptives, dans la fièvre typhoïde, il rend les plus signalés services. Il jugule en vingt-quatre heures l'érysipèle le plus violent.

Bref, c'est un médicament des plus précieux dans nombre des maladies de l'enfance.

*
* *

J'en ai dit assez, je pense, pour montrer aux pères, aux mères, à toutes les personnes qui prendront la peine de pousser jusqu'à ces dernières feuilles la lecture de cette notice, *que la médecine dosimétrique*, la méthode de l'illustre professeur Burggraeve *s'impose; qu'elle s'impose principalement*, ainsi que l'ont proclamé le regretté Darcy et un savant médecin d'enfants d'Italie, le professeur Laura, de Turin, *comme un devoir sacré*, dans les familles soucieuses de la vie et de la santé de ces êtres fragiles qui nous sont si chers : *les enfants*.

Dr E. TOUSSAINT,

Inspecteur du service de protection des enfants du premier âge, à Argenteuil (S.-et-O.).

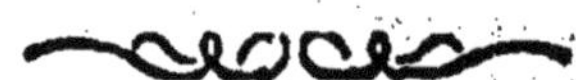

ÉDUCATION DOSIMÉTRIQUE

DES

MÈRES DE FAMILLE ET DES GARDE-MALADES.

CONSEILS PRATIQUES

sur le mode d'administration des granules dosimétriques et du sel de Sedlitz Ch. Chanteaud.

Mémoire lu à la Société de thérapeutique dosimétrique de Paris, le 5 octobre 1889.

Messieurs,

Je ne vous apporte pas les observations détaillées d'une série d'affections anormales et extraordinaires; je n'ai à vous raconter aucun de ces cas de guérison quasi-miraculeuse due à la médecine dosimétrique.

Dans ma pratique journalière de médecin de campagne, je ne soigne guère que des maladies d'une banale simplicité. Je ne songe pas à m'en plaindre, car c'est là le résultat, et je dirai la récompense des efforts que j'ai faits depuis que je connais et pratique la méthode de notre vénéré maître Burggraeve.

Mes clients, à qui j'ai pris soin de faire dès le début la leçon, savent tous qu'aussitôt qu'ils ressentent un malaise, aussitôt qu'un de leurs enfants ou de leurs serviteurs éprouve un trouble fonctionnel quelconque, *ils doivent m'avertir*. Ils le font, et le plus souvent je n'ai à leur prescrire que quelques cuillerées de sel de Sedlitz Chanteaud ou quelques granules dosimétriques, pour ramener l'équilibre dans des organismes à peine touchés par la maladie, et rétablir la santé parfaite.

Il s'en suit que j'ai très peu d'affections graves à combattre, et que dans une clientèle d'une certaine importance, cependant, je suis parfois plusieurs semaines sans avoir à donner mes soins à des gens alités et sérieusement atteints.

D'ailleurs, en présence de ceux-ci, j'ai pour habitude, comme tout bon dosimètre, d'entrer en lutte contre l'ennemi menaçant dès que je soupçonne sa présence, et je réussis d'ordinaire à le forcer dans ses retranchements, et à le déloger. En quelques heures, le terrain bien déblayé par une dose convenable de Sedlitz, la fièvre abattue par les défervescents, il m'est permis de voir clair dans la situation, et je puis établir un traitement curatif vigoureux, si la chose me semble indiquée. Aussi, mes grands malades eux-mêmes sont-ils rapidement hors de peine... quand la chose est faisable.

De ces succès, Messieurs, je ne songe nullement à m'enorgueillir ; je sais que tous les médecins dosimètres en ont tout autant à leur actif.

Mais, il est un point sur lequel je voudrais attirer votre attention, parce que j'ai toujours eu à me louer de m'y être attaché moi-même : c'est sur cette éducation des malades et de leur entourage, dont je vous parlais tout à l'heure, et que j'appellerai *l'éducation dosimétrique.*

Deux médecins — dosimètres, si vous le voulez, et également instruits — soignant chacun dans sa clientèle un malade atteint d'une maladie grave, de pneumonie ou de fièvre typhoïde, peuvent la combattre scientifiquement de la même manière, prescrire la même médication, sans avoir toujours à enregistrer des résultats identiques. Cela tient d'abord, je le reconnais, à ce que les malades ne se ressemblent pas, mais cela tient aussi, bien souvent, à ce que le traitement n'est pas, dans les deux cas, appliqué de la même manière. L'un des praticiens s'est contenté de prescrire une purgation, et tels ou tels médicaments à prendre d'heure en heure; d'ordonner un vésicatoire ou des ventouses, et s'en est allé laissant malade et infirmière se débrouiller tant bien que mal au milieu des bouteilles, des emplâtres ou des tubes ordonnés. Tandis que l'autre, plus entendu, plus méticuleux, a donné, dès la première visite, et renouvelle chaque jour avec détail, la marche à suivre, et ne ménage par les conseils.

Vous ne l'ignorez pas, Messieurs, tout influe sur l'homme ou sur l'enfant malade : la façon dont est préparé le verre d'eau de sedlitz qu'on lui présente, dont on lui fait avaler ses granules, dont on place le thermomètre qui doit enregistrer sa température, dont on soulève sa tête pour le faire boire, et dont on la replace sur l'oreiller, dont on badigeonne sa gorge, dont on retire son vésicatoire. Qui montrera à la mère, à la femme, à la garde-malade, ces petites choses qui n'ont l'air de rien et qui ont tant de valeur? Le médecin lui-même, s'il connaît bien son métier, et s'il est un peu philanthrope, et désire sincèrement soulager les personnes qui ont recours à ses lumières. Le malade qui voit son médecin s'occuper paternellement de lui, et ne rien négliger pour lui procurer un peu de bien-être, sent de suite s'éveiller dans son cœur des sentiments de gratitude, et il se montre mieux disposé à suivre les prescriptions d'un homme qui sait le charmer par sa bienveillance, et lui en imposer, non-seulement par *son savoir*, mais aussi par son *savoir-faire* (dans la bonne acception du mot).

*
* *

Certes, les médicaments dosimétriques ont par eux-mêmes un aspect particulièrement agréable. Le sel de sedlitz granulé effervescent, par exemple (pour ne parler que de celui-là), flatte l'œil du malade le plus difficile, et est vite accepté, même par les gens les moins disposés à se soigner. Il suffit pour cela que le médecin le présente adroitement, le fasse un peu valoir, et indique bien la façon dont il faut l'employer. Il y a bien par-ci par-là quelques malades récalcitrants; des femmes surtout!

« Avaler tous les jours une nouvelle drogue! Ja-
» mais, docteur! J'en ai assez de vos laxatifs.

» L'eau d'Hunyadi Janos me donne des coliques.
» Les pilules, j'en suis rebutée; j'en ai avalé plus de
» dix boîtes; plus j'en prends, plus j'ai *d'inflamma-*
» *tion*. J'ai essayé la magnésie calcinée, la rhubarbe...
» les poudres m'écœurent!

» Bref, toutes les drogues me dégoûtent. »

Je ne manque jamais, quand une nouvelle cliente me tient ce beau langage, de me lever de mon bureau, et de prendre dans une petite vitrine un flacon de sel Chanteaud, et tout en prêtant une oreille très attentive à ce flot débordant de paroles, je déchire le papier qui l'enveloppe, et mettant sous les yeux de la dame le beau sel blanc que vous savez, je lui tiens à mon tour ce petit discours :

« — Ah! chère madame, comme je comprends votre dégoût, pour tout ce qui est drogue, poudre ou pilule!

» Ne croyez pas que le sel que je vous propose ressemble à ces horreurs.

» Voyez ceci : vous ne croiriez jamais que c'est du sedlitz. Ce sel, fondu dans de l'eau, constitue un breuvage rafraîchissant qui, je vous jure, n'est nullement répugnant, ni salé ni amer, et qui ne donne jamais de coliques. Vous pouvez m'en croire, j'en prends tous les jours depuis des années!

» Faites-moi le plaisir d'emporter ce flacon, et dès ce soir, préparez-vous une bonne dose de sedlitz granulé, que vous prendrez demain à votre réveil. »

J'explique alors, suivant le cas, le nombre de cuillerées, la quantité d'eau, etc.

J'insiste toujours sur un petit détail : remuer plusieurs fois le verre avec une cuiller, pour que le sel fonde complètement, et pour que la teinte lactescente causée par le sucre de lait qui recouvre le sel granulé ait tout à fait disparu ; la solution étant d'autant plus agréable à boire qu'elle est plus parfaite et plus limpide.

Je rencontre parfois des personnes âgées, qui me disent ne pas pouvoir avaler au réveil un verre de sedlitz Chanteaud, parce qu'elles ne supportent pas l'eau froide le matin ; d'autres, parce qu'elles désirent rester à jeûn (des religieuses, des ecclésiastiques).

Dans ces cas, je conseille de prendre la dose de sedlitz dans de l'eau tiède, et à onze heures du soir, trois à quatre heures après le repas.

J'ai eu occasion plusieurs fois de faire suivre cette pratique, et j'ai toujours vu mes clients ou clientes satisfaits du résultat obtenu.

Règle générale, toutes les personnes qui prennent un premier flacon de sel y reviennent avec plaisir, et quand nous les rencontrons quelques semaines après, elles ne manquent jamais de nous remercier avec effusion et vantant alors avec enthousiasme le laxatif rafraîchissant de Ch. Chanteaud, elles se promettent de le recommander à tous leurs amis.

Est-ce bien utile, me direz-vous, de faire de si grands frais d'éloquence pour remporter une si mince victoire !

Ne vous y trompez pas, messieurs, agir ainsi c'est poursuivre un plan tracé : c'est commencer l'*éducation dosimétrique* du client. Rappelez-vous que le *sel de sedlitz est la base de tout traitement dosimétrique*, et qu'il faut, pour pouvoir soigner efficacement un malade quelconque, lui faire connaître et apprécier le médicament qui, en temps utile, servira à préparer « *la voie de l'absorption aux granules dosimétriques* ».

*
* *

Quand, au début d'une maladie sérieuse, je me vois forcé d'ordonner des substances actives, des médicaments multiples, c'est là que je suis heureux de trouver dans chaque famille, une mère intelligente ou un père de famille déjà rompus aux petites pratiques de la médication dosimétrique!

Du reste, pour faciliter la tâche de la garde ou de l'infirmier, j'ai pris l'habitude, depuis longtemps, d'inscrire moi-même sur une sorte de tableau que je suspends au mur, près du lit de mon malade, les détails du régime et du traitement, heure par heure : Le matin au réveil, sel de sedlitz ; à telle heure, granule de X., granule de Y, ou numéro *un* et numéro *deux* ; à telle heure, une tasse de bouillon ; à telle heure, administrer un granule Z, etc.

Si la peau devient brûlante et sèche, placer le thermomètre.

S'il monte à 38° c., donner les granules A B C toutes les demi-heures.

Si le corps du malade se couvre de sueur, arrêter les défervescents, etc., etc.

Pour les enfants, faire fondre dans deux cuillerées à café d'eau ou trois ou quatre suivant l'âge, tel granule, et donner toutes les demi-heures une cuillerée à café de la solution.

En un mot, j'indique de mon mieux ce qu'il faut faire, ce qui peut se produire, et les moyens de combattre chaque symptôme.

De plus, comme j'ai souvent affaire à des gens peu instruits, qui lisent difficilement le nom des granules, je tâche d'éviter toute confusion, en groupant moi-même sur une feuille de papier, les tubes qui doivent être employés les uns avec les autres : aconitine et vératrine ; arséniate de strychnine et digitaline, etc. Et, afin qu'aucune erreur ne puisse être commise même par des gens ne sachant pas lire (j'en rencontre encore malheureusement trop souvent), j'enroule les tubes ainsi groupés d'un fil de couleur rouge ou bleu, ou bien, je les place ensemble dans un verre à liqueur, dans une petite tasse, ou une soucoupe, etc., etc.

Inutile d'insister, n'est-ce pas, sur cette pratique qui est sans doute suivie par plusieurs d'entre vous. Mais, il m'a paru bon cependant de vous exposer une façon de faire dont les excellents résultats me sont connus, et j'engage vivement ceux d'entre vous, mes chers collègues, qui ont accès auprès de clients encore peu accoutumés à manier les médicaments dosimétriques, à user des mêmes procédés.

On affectionne particulièrement dans les familles, le médecin qui expose en termes simples et précis ce qu'il entend faire à son malade, et qui, non content de formuler une ordonnance, explique le traitement en détail, préparant par avance l'entourage aux modifications possibles, aux complications à redouter. On comprend bien vite que le praticien qui dirige de la sorte un traitement, est un homme d'expérience, sûr de son fait, et on a en lui *une confiance* plus absolue, *une considération* plus grande.

Or, si tous les praticiens ont besoin de ces deux choses-là pour réussir, nous devons nous en montrer tout spécialement avides, nous autres disciples du professeur Burggraeve.

Nous n'avons pas le droit (que s'arrogent tant d'autres...!) d'être des incapables, ni même des médiocres. Nous devons emporter d'assaut cette rude citadelle qu'on appelle l'opinion publique, et quand nous l'avons conquise, il nous faut sans cesse lutter pour nous maintenir dans nos positions, car, ne l'oublions pas, nous avons toujours dans le voisinage un lion rugissant *quaerens quem devoret*, un adversaire allopathe prêt, à la moindre défaillance, à nous exécuter confraternellement.

Dr TOUSSAINT.

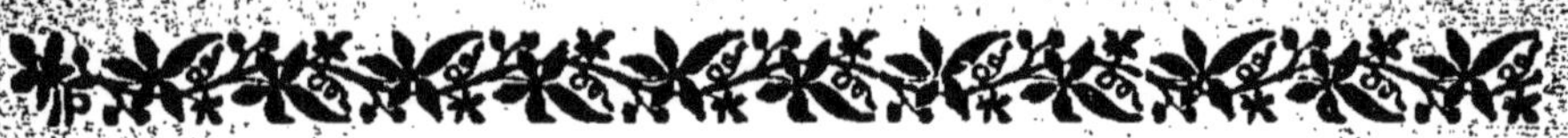

TABLE DES MATIÈRES.

TROISIÈME PARTIE.

Maladies chroniques, diathésiques, etc.; hygiène thérapeutique.

Appendice par le Dr Toussaint.

www.ingramcontent.com/pod-product-compliance
Ingram Content Group UK Ltd.
Pitfield, Milton Keynes, MK11 3LW, UK
UKHW020324220726
13923UKWH00003B/1361